AF401142

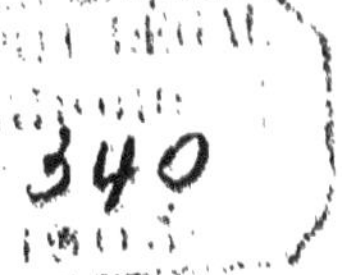

Dʳ Joannès ROQUE

CONTRIBUTION A L'ÉTUDE

DE LA

RÉDUCTION EN MASSE

DES

HERNIES INGUINALES

non étranglées

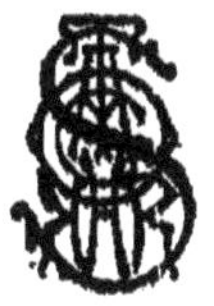

A. STORCK & Cⁱᵉ, IMPRIMEURS-ÉDITEURS

— ᴸ LYON ᴸ —

PARIS, 16, rue de Condé, près l'Odéon

—

1903

Dᵣ Joannès ROQUE

CONTRIBUTION A L'ÉTUDE

DE LA

RÉDUCTION EN MASSE

DES

HERNIES INGUINALES

non étranglées

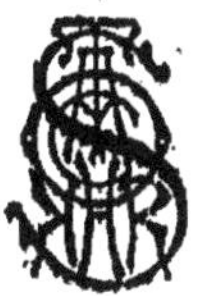

A. Storck & Cⁱᵉ, IMPRIMEURS-ÉDITEURS

—٭ LYON ٭—

PARIS, 16, rue de Condé, près l'Odéon

—

1903

A MON PÈRE

A MA MÈRE

A MA SŒUR

A Monsieur le Professeur JABOULAY
Professeur de Clinique chirurgicale

MEIS ET AMICIS

AVANT-PROPOS

Le titre de ce travail indique assez clairement le but
que nous nous sommes proposé d'atteindre.

Nous n'avons pas la prétention en effet de faire une
étude complète de la réduction en masse des hernies
inguinales non étranglées, mais seulement de traiter
à leur sujet certaines questions qui nous ont paru plus
intéressantes.

Bien que nous ayons eu en vue tout spécialement la réduction en masse des hernies inguinales non étranglées, il est
certains chapitres où nous nous sommes occupé incidemment de la réduction en masse des hernies étranglées, ce
que nous disions du premier accident pouvant se dire du
second ; tel le chapitre consacré au traitement, et une
grande partie du chapitre (avec quelques modifications
que nous avons du reste indiquées) ayant pour titre :
« Conditions nécessaires pour la réduction en masse des
hernies non étranglées ».

Ceci dit, et avant d'aborder notre sujet, qu'il nous soit
permis d'adresser à M. le professeur Jaboulay l'expression de notre plus profonde gratitude pour le grand hon-

neur qu'il nous fait en acceptant la présidence de notre thèse.

M. le Dr Patel, chef de clinique chirurgicale, a tout spécialement droit à nos remerciements; c'est lui qui nous a inspiré le sujet de notre thèse et, pour la mener à bonne fin, il ne nous a ménagé ni son temps ni ses conseils : aussi nous le prions de vouloir bien accepter l'expression de notre vive reconnaissance.

CHAPITRE PREMIER

Introduction. — Historique.

Si la réduction en masse des hernies étranglées est un fait bien connu depuis les travaux de Dupuytren, Zücke, Gosselin, Richet, Trélat, Verneuil et de tant d'autres auteurs dont il serait trop long de citer les noms, il n'en est pas de même de la réduction en masse des hernies non étranglées et facilement réductibles. Aucun travail spécial n'a été fait sur ce sujet. Le hasard nous ayant mis à même d'en observer un cas dans le service de M. le professeur Jaboulay, il nous a paru intéressant de diriger nos recherches de ce côté et d'en faire le sujet de notre thèse.

Pour ce faire, nous avons parcouru la plupart des travaux qui ont trait aux hernies et tout spécialement ceux qui sont consacrés à l'étude de la réduction en masse. Ce travail nous a permis de constater que la variété de réduction qui nous occupe est loin d'être commune.

Dupuytren en cite un cas qui n'est pas bien démonstratif ; il s'agit d'une hernie primitivement étranglée. Le taxis fut pratiqué, dit-il, sans résultat, mais quelques jours après, les phénomènes d'étranglement ayant disparu, la hernie se réduisit et donna lieu à |de nouveaux accidents. La première relation bien nette est due à Georges Arnaud qui la publia sous la rubrique de hernie intra-abdominale étranglée dans un sac réduit jadis avec l'intestin.

Scarpa dans son traité fait allusion à cet accident des hernies mais n'en cite pas d'exemple. Le fait est rare en effet, si rare que Gosselin traçant dans ses leçons les caractères anatomiques habituels du sac herniaire professe que sa rentrée en même temps que celle de l'intestin, dans une hernie réductible est chose peu commune et dont il n'a vu qu'un exemple.

« Elle ne saurait être mise en doute cependant, dit Bourguet et il existe dans la science des exemples de réduction en masse de hernies non étranglées dans lesquelles le sac présentait un collet assez solidement organisé pour se transformer en agent d'étranglement. » Toutefois il ne publie aucune observation à l'appui de l'idée qu'il avance. C'est du reste ce qu'ont fait la plupart des chirurgiens qui, comme lui se sont occupés des hernies.

Nous bornerons donc à ces quelques lignes notre historique. Cette pénurie de renseignements pourra surprendre au premier abord. On se l'expliquera cependant si l'on songe au petit nombre de cas observés d'une part et à ce fait d'autre part que ceux qui en parlent se bornent le plus souvent à rappeler le fait incidemment, voulant sans doute ne pas paraître l'ignorer ou avoir omis de le signaler.

Nous aurions sans doute pu ajouter aux noms déjà cités

ceux des chirurgiens à qui nous avons emprunté des observations. Mais nous n'avons pas voulu prolonger notre travail par des redites inutiles et nous comblerons cette lacune dans le chapitre consacré aux observations, chapitre que nous avons du reste placé immédiatement à la suite de celui-ci.

CHAPITRE II

Observations.

OBSERVATION I
Service de M. le professeur Jaboulay.

M. X..., soixante-neuf ans, se présentait le 18 décembre
dernier avec des phénomènes d'occlusion intestinale. Il est
hospitalisé à l'Hôtel-Dieu, dans le service de M. le professeur
Jaboulay. Ses antécédents pathologiques sont nuls. Il était seulement porteur depuis vingt-cinq ans d'une hernie inguinale
gauche. Depuis douze ans il portait un bandage en raison des
douleurs. Mais toujours la hernie était parfaitement réductible.
Quinze jours avant son entrée, le sujet après avoir réduit sa
hernie comme d'ordinaire, voit ses selles se supprimer pendant
trois jours ; il a quelques nausées et des digestions pénibles, en
un mot des phénomènes d'occlusion louche.

Depuis huit jours, à la suite d'une réduction opérée par le
malade, il s'est fait un arrêt des matières et des gaz.

A son entrée l'état général est bon, la langue très saburrale.
Les vomissements sont aqueux, légèrement teintés par la bile.
Le ventre est uniformément ballonné, sonorité générale avec
disparition de la matité hépatique. La paroi abdominale est
souple. Pas de point douloureux, pas d'ondes péristaltiques.

L'orifice inguinal est dilaté, admettant deux doigts ; la toux et la station debout ne font rien apparaître à ce niveau. Le toucher rectal permet de sentir un empâtement mal défini du côté gauche. La pression est douloureuse à ce niveau. Rien aux autres organes.

En raison de la coïncidence de la réduction de la hernie et du début des accidents, on pose le diagnostic de réduction en masse d'une hernie inguinale.

Le 9 décembre, intervention. Sac herniaire lisse, tendu, de coloration violacée.

Il est incisé : 100 grammes environ de liquide séro-hématique s'écoulent. Une anse d'intestin grêle est contenue dans ce sac, elle est violacée, exsangue, sans zone de sphacèle.

Le collet du sac est le siège d'un étranglement fibreux. Après débridement, la réduction s'opère facilement. Une légère dépression circulaire marque sur l'anse le point où portait l'étranglement. L'anse contenait du liquide et elle était distendue par les gaz. Les suites opératoires furent simples et le lendemain les gaz s'évacuaient.

Ce cas d'occlusion par réduction en masse, dit M. Cavaillon, s'est montré schématique dans l'apparition des symptômes. Le diagnostic a été possible par la corrélation évidente qui existait entre les accidents d'occlusion intestinale et la réduction de la hernie. Il s'est fait d'abord une fausse réduction sous-péritonéale qui a permis à l'étranglement de se réaliser secondairement. Le malade en rentrant sa hernie non étranglée a fait passer son sac dans le tissu sous-péritonéal ; il a fait une hernie secondairement péritonéale.

OBSERVATION II

ARNAUD : *Traité des hernies*, tome II.

Un homme âgé de cinquante ans, était incommodé depuis plusieurs années d'une hernie inguinale. Il y a environ six mois qu'il trouva pour la réduire plus de difficulté. Il fit appeler son chirurgien qui la fit rentrer; il contraignit le malade à porter un bandage. Depuis ce temps la hernie ne reparut plus, mais le malade devint sujet à des coliques qui passaient avec des topiques chauds. Au mois de février dernier, le malade fut attaqué d'une passion iliaque des plus violentes, sans que la hernie, qui ne paraissait, pas parut y avoir donné occasion. On mit en usage, sans succès, tous les remèdes que la médecine put suggérer, le malade mourut le huitième jour.

Nous observâmes par l'ouverture du cadavre que l'intestin n'était point étranglé par l'anneau. Nous fûmes tout surpris de trouver un sac formé par le péritoine, de la grosseur d'une belle pomme, dans lequel étaient engagés et fortement étranglés trois bons pouces de l'intestin iléum tout gangrené.

Cette poche ou sac était placée derrière l'anneau de l'oblique externe, son fond s'inclinait du côté de la vessie et sa partie supérieure était adhérente à l'anneau.

Cette observation a été publiée par Arnaud, sous le titre de hernie abdominale étranglée dans un sac réduit jadis avec l'intestin.

Après avoir rappelé un point noté dans l'observation, à savoir qu'à la suite de la réduction opérée par le chirurgien, la hernie ne reparut plus, et avoir fait remarquer d'autre part, particularité importante au point de vue qui nous occupe, qu'il n'est nullement fait mention dans les détails de l'autopsie, de l'existence d'un sac externe, nous n'hésitons pas à considérer ce fait comme un cas typique de réduction en bloc persistante et dans lequel les symptômes de l'étranglement absolu ne se sont déclarés qu'au bout de six mois.

OBSERVATION III

Larquet de Wasigny. — *Gazette des hôpitaux*, 1861.

Le nommé L..., de la Lobbe (Ardennes), âgé de cinquante-trois ans, exerça jusqu'en 1859 le métier de scieur de long. Bonne constitution.

1838. — A la suite d'un effort, il ressent dans l'aine du côté droit une sensation de déchirure et bientôt apparaît une tumeur. Un médecin appelé reconnaît une hernie inguinale qu'il fait maintenir par un bandage.

Durant six ans, pas d'accidents.

1844. — La hernie reparaît de temps en temps ; chaque fois le malade la réduit.

6 novembre 1860. — Fortes coliques, vomissements, ventre douloureux et ballonné. Un purgatif fait cesser les accidents.

21 novembre. — L... ressent de violentes douleurs abdominales.

A l'examen nous constatons ce qui suit :

Le malade étant placé dans le décubitus dorsal, il ressent dans la fosse iliaque droite une vive douleur, augmentant par la pression, la toux, au moindre effort. Le ventre est chaud, tendu et ballonné. Constipation, hoquet, vomissements, éructations de gaz, pouls petit et fréquent.

Toucher. — Pas de tumeur aux orifices. L'anneau inguinal externe du côté droit est libre et se confond avec l'anneau inguinal interne en sorte que le canal n'existe plus. Cet anneau peut facilement recevoir l'extrémité du doigt.

En déprimant les parois abdominales je sentis entre l'anneau et l'épine iliaque antéro-supérieure une tumeur de la grosseur d'une petite orange. Elle était dure et fixe. Aidé par cet examen et les antécédents pathologiques, je diagnostiquai : occlusion.

De quelle nature ? Les commémoratifs me firent pencher pour un étranglement par le collet d'un ancien sac herniaire.

Gastrotomie. — Je reconnus alors que j'avais affaire à un véritable sac herniaire réduit à l'intérieur étranglant par son collet une anse intestinale de 15 centimètres.

Collet fibreux et résistant.

Sac uni à l'intestin par des adhérences

Intestin brun noirâtre.

OBSERVATION IV

GOSSELIN. — *Gazette des hôpitaux*, février 1863.

*Hernie inguinale droite réduite en masse avant l'étrangle-
ment et étranglée par le collet placé à l'intérieur.*

Homme fort et vigoureux ayant depuis longtemps une hernie inguinale droite pour laquelle il portait habituellement un bandage.

18 janvier au matin. — Il met un bandage comme à l'ordinaire en se levant et à soin de bien réduire sa hernie ainsi qu'il le faisait toujours.

La hernie ne sort pas dans la journée, il ne ressent aucun malaise et se porte parfaitement bien jusqu'à 4 heures du soir où il commence à sentir quelques douleurs sous la pelote. Il croit sa hernie sortie ; il ôte son bandage pour la faire rentrer mais il ne trouve pas sa tumeur qui, quand elle sortait, était plus grosse que le poing ; il ne fait donc rien rentrer.

Cependant les douleurs continuent, s'irradient dans tout le ventre et quelques vomissements arrivent.

Le patient se trouve assez mal à l'aise pour se faire porter vers minuit à l'hôpital.

A la visite du matin, M. Gosselin ne trouve de hernie ni dans le scrotum, ni dans le canal inguinal et cependant le malade a des nausées, des vomissements et le ventre douloureux.

Opération. — On attire le sac herniaire à l'extérieur. La

cavité du sac est spacieuse mais le collet est resserré et emprisonne une anse intestinale qui est rouge à cet endroit.

Autopsie. — Collet résistant, serré et inextensible.

OBSERVATION V

REVERDIN. — *Bullet. Soc. Anat.* 1869.

Le jeudi 9 décembre, se présente à l'hôpital Necker (service de M. Guyon) un homme dont voici l'histoire. Il portait depuis trois ans une hernie inguinale directe qui rentrait facilement et n'avait donné lieu à aucun accident. Depuis trois mois il portait un bandage dont il faisait un usage très peu régulier.

Un matin, après avoir réduit sa hernie, il va à la garde-robe et il est pris de coliques, de vomissements. Les jours suivants les vomissements persistent et deviennent très fréquents, il ne rend ni matières, ni gaz par l'anus; le ventre se tend et les coliques continuent.

Le point de départ des accidents remontant au lundi matin à 8 heures, le malade présente le jeudi tous les signes d'un étranglement.

L'exploration des trajets inguinaux les montre larges et sans tumeur; à gauche, l'introduction du doigt jusqu'à l'orifice profond est possible, mais très douloureux, il semble qu'il y ait profondément un peu plus de résistance que de l'autre côté.

10 décembre. — Nuit mauvaise, coliques vives, vomissements fréquents.

11 décembre. — Les vomissements, un peu calmés, réapparaissent. État général grave. Mort.

Autopsie. — A la partie inférieure de la paroi abdominale, tout près de la symphyse et au sommet de la vessie on voit une anse intestinale engagée sous un anneau péritonéal qui n'est autre que le collet du sac qui du canal inguinal a émigré dans l'abdomen. La paroi de cet intestin est très congestionnée, mais ne présente aucune trace de gangrène, ni de perforation.

OBSERVATION VI

Revue de clinique chirurgicale, 1881.

Hernie inguinale réduite en masse.

Le nommé Sc... Jean, âgé de quarante ans, garçon de cuisine, entre le mercredi 20 avril à l'hôpital Lariboisière, salle Saint-Ferdinand, nº 16, dans le service de M. Duplay.

Le malade raconte que porteur depuis dix ans d'une hernie inguinale gauche, complètement réductible, qu'il maintenait avec un bandage et qui n'avait jamais occasionné d'accidents, il a senti dimanche dernier vers 3 heures, en se promenant, sa hernie sortir par le bandage qui était cassé depuis quelques jours. Cette sortie de la hernie n'avait été provoquée par aucun effort et cependant la hernie était plus grosse que d'habitude. Il continua à marcher et rentra dans un urinoir où, toujours debout, il réduisit sa hernie un peu plus difficilement cependant que d'habitude.

Presque immédiatement survinrent des nausées, puis un vomissement alimentaire. Le malade rentra alors se mettre au lit, eut une selle dans la journée et resta chez lui jusqu'à mercredi, éprouvant toujours des douleurs abdominales et vomissant dès qu'il avait bu quelque chose; il se décida alors à venir à l'hôpital et put y venir à pied, soixante heures environ après le début des accidents.

A son entrée le malade fut vu par le médecin du Bureau central qui ne crut pas devoir l'opérer; à ce moment la douleur à la pression était très vive. On ordonna au malade 8 centigrammes d'extrait thébaïque.

Le lendemain cet homme souffrait moins et la nuit avait été tranquille, le ventre était ballonné et sensible à la pression, toujours avec maximum dans la fosse iliaque gauche; le malade n'avait pas le faciès grippé. Température normale.

Le doigt introduit dans le canal inguinal sentait un orifice assez large pour admettre sa pulpe.

Le malade disait rendre des gaz par l'anus.

Vomissements n'exhalant aucune odeur fécaloïde.

Le lendemain vendredi (sixième jour), le malade se trouve mieux et continue à rendre des gaz mais il n'a toujours pas de selles. Le ventre est un peu sensible à la pression. Pas de température.

A 11 h. 1/2 du soir il parle comme d'habitude ; à minuit il cherche à se lever, tombe de son lit et meurt.

Autopsie. — Derrière la paroi abdominale, sous le péritoine pariétal, en arrière et au-dessus du pubis on trouve une tumeur du volume d'une pomme qui est constituée par le sac herniaire réduit en masse et dont la surface externe est assez adhérente aux parties voisines. A la partie postérieure de la tumeur on trouve un orifice, le collet du sac, qui livre passage à l'intestin. Ce collet bordé par un tissu blanchâtre et très résistant présente un bord presque tranchant. La surface interne du sac est plus rouge que le reste du péritoine et présente dans presque toute son étendue des adhérences avec l'intestin. Adhérences difficiles à détruire. L'étranglement est peu serré.

Aucun détail ne manque à cette observation. Le mode de production de l'accident est on ne peut plus net : le malade se promenait, il a réduit sa hernie assez facilement puisqu'il était debout, ce qu'il n'aurait pu faire s'il s'était agi d'une hernie déjà étranglée.

OBSERVATION VII

FAUCON. — Réduction en masse, *Acad. de méd. de Belgique*, 1882.

Jules H..., cinquante-deux ans, rentier, de constitution moyenne, ayant toujours joui d'une bonne santé est atteint de hernie inguino-pubienne double depuis l'âge de vingt-cinq ans. Ces hernies qui n'ont jamais déterminé d'accident ne sont maintenues que depuis sept ou huit ans par un bandage herniaire double qui ne me paraît pas remplir les indications désirables. H... quitte son bandage chaque soir en se couchant.

Le 34 mai 1880 à 2 heures du matin, H... avant de se lever réduit comme il en avait l'habitude et avec la même facilité paraît-il que d'ordinaire ses deux tumeurs et applique son bandage; il se rend ensuite aux cabinets où il a une selle normale. Une heure après environ, il éprouve de nouveau le besoin d'aller à la garde-robe sans parvenir à le satisfaire. A partir de ce moment, il ressent quelques coliques et le trouve en proie à un malaise vague. Vers midi cependant, il se rend chez un de ses amis avec lequel il dîne d'assez bon appétit, mais continuant à ne pas se sentir à l'aise, il rentre chez lui dans l'après-midi. Il est pris vers sept heures du soir de hoquet, de coliques et de crampes, s'accompagnant d'un premier vomissément de matières alimentaires, lequel est bientôt suivi de trois autres vomissements de liquides bilieux et jaunâtres : suppression absolue depuis le matin de garde-robes et de gaz.

Le D' Druon le voit à 41 heures du soir. Il est témoin d'un nouveau vomissement.

H... a encore jusqu'au lendemain matin quatre nouveaux vomissements. La plus petite ingestion de liquide suffit à rappeler le hoquet et les vomisssements : insomnie absolue; pas d'agitation, urines rares, langue sèche, soif ardente. A 2 heures du matin, on administre un lavement purgatif qui provoque une selle abondante ; mais presque aussitôt après les vomissements reparaissent.

Appelé par mon confrère, je vois ce malade le 1er juin à 44 heures du matin.

Pas de vomissements depuis 9 heures ; H... paraît fatigué, mais n'a point le faciès abdominal. Langue saburrale, jaunâtre, soif vive, pouls fort, 80 pulsations. Le ventre n'est ni douloureux, ni ballonné ; la région épigastrique et les flancs sont aplatis ; on aperçoit le relief formé par plusieurs anses intestinales distendues par des gaz et se dessinant sous la paroi abdominale, dans la partie gauche de la région hypogastrique et au-dessus de l'arcade crurale du même côté, sans que cependant il y ait une élévation appréciable de la paroi à ce niveau. La palpation et la percussion me permettent de constater que le gros intestin est vide; on ne perçoit à travers la paroi abdominale qui se laisse déprimer avec la plus grande facilité absolument rien d'anormal dans les régions qui correspondent aux différentes portions de cet organe.

Rien à droite; mais dirigeant mes investigations à gauche voici ce que je constatai :

Il existe de ce côté immédiatement au-dessus de l'arcade crurale, s'étendant d'une part vers la fosse iliaque et de l'autre vers l'ombilic et la région sus-pubienne, une zone dont l'étendue correspond sensiblement à la largeur des deux paumes de la main réunies et au niveau de laquelle on découvre un relief un peu plus saillant, constitué par une anse intestinale plus distendue que les autres. Cette anse semble prendre naissance dans le petit bassin immédiatement en arrière de l'arcade crurale. La palpation exercée à son niveau détermine un gargouillement appréciable à distance et la percussion donne naissance à un son hydro-aérique nettement caractérisé.

Si en ce même point on déprime assez fortement la paroi abdominale, on parvient facilement à faire refluer de bas en haut vers la partie supérieure de la cavité abdominale les liquides et les gaz qui distendent cette portion de l'intestin grêle ; mais celle-ci reprend brusquement son volume primitif dès qu'on cesse la compression. Pas de douleur.

Par contre, des pressions exercées dans le sens contraire, c'est-à-dire de haut en bas, comme si l'on voulait refouler les liquides et les gaz dans la cavité du petit bassin, ne contribuent qu'à rendre cette anse plus saillante et déterminent de la douleur en arrière de l'arcade crurale. Ces différentes constatations me font supposer immédiatement que la portion d'intestin dilatée se trouve située au-dessus d'un obstacle siégeant derrière le ligament de Fallope ; mais les doigts enfoncés aussi profondément que possible ne perçoivent ni tumeur solide, ni cordon, ni pédicule ; ils déterminent seulement une douleur assez vive un peu au-dessous et derrière l'orifice interne du canal inguinal. D'autre part, quand, sur notre invitation, le malade tousse, on voit apparaître à chaque effort dans la région inguinale droite une hernie cylindroïde constituée par l'intestin et du volume du médius et de l'index accolés. H... m'affirme avoir réduit ce matin du côté gauche une tumeur en tout comparable quant à la direction, à la forme et au volume, à celle que nous avons sous les yeux ; il ne peut me dire s'il a perçu du gargouillement au moment de la réduction. Je constate du reste que l'anneau inguinal externe et le canal de ce côté sont largement dilatés et libres et ne présentent pas trace de hernie ; le doigt enfoncé sans difficulté et aussi profondément que possible reconnaît très nettement le cordon spermatique ; je sens bien une poussée au moment des efforts de toux, mais le toucher ne révèle la présence d'aucune saillie pouvant être rapportée à la hernie.

La chose n'était pas douteuse : je me trouvais en présence d'une occlusion intestinale portant sur l'intestin grêle et comme d'autre part, les accidents s'étaient manifestés après la réduction d'une hernie qui, bien qu'elle ne fût pas étranglée, au moment où le taxis avait été pratiqué, ne s'était pas reproduite malgré tous les efforts auxquels s'était livré le malade à différentes reprises, il y avait de grandes probabilités pour que la hernie ait été réduite en masse et se fût étranglée au voisinage de l'anneau profond dans l'abdomen.

Les observations que nous allons publier maintenant sont presque toutes consignées dans la thèse de M. Perichon et le travail de Turati qui ont eu le tort à notre sens de toutes les confondre sous la rubrique de « réduction en masse de hernies étranglées ». En effet si la plupart des exemples que citent ces auteurs se rapportent à des hernies déjà étranglées il n'est pas douteux qu'il en est où l'accident s'est produit alors que la hernie n'était pas encore étranglée. Ainsi tous les cas où la réduction a été opérée par le malade sans grand effort doivent être tenus pour suspects, comme aussi tous les cas où l'étranglement ne s'est manifesté que lorsque la réduction a été faite. Toutefois nous nous contenterons de citer les cas les plus nets et qui ne laissent pas place au doute.

OBSERVATION VIII
In clinique chirurgicale Goyrand d'Aix, 1870

M. Ch..., avocat près la Cour royale d'Aix, âgé de trente ans, est pris de douleurs, vomissements et constipation. Le docteur Guiran est appelé. Le malade rapporte ses douleurs à la partie inférieure gauche de l'abdomen. Au premier coup d'œil on ne remarque rien d'anormal, mais la main y reconnaît une tumeur sous-aponévrotique, ovoïde, ayant son grand diamètre dans la direction d'une ligne allant de l'épine iliaque antéro-supérieure au pubis. A droite ; hernie scrotale. A gauche, il existait avant les accidents une hernie inguinale qui a disparu sans que le malade ni aucune autre personne ait pratiqué de manœuvres.

Nous n'hésitons pas à placer cette réduction en masse dans le cas qui nous occupe, car on n'a jamais vu de hernies étranglées se réduire spontanément. Et il n'est pas douteux d'autre part que l'étranglement a été produit par la réduction, puisqu'il est apparu aussitôt après cette réduction.

OBSERVATION IX
STRRUBEL. — *Ueber die Schein Reductionem bei Herniem*, Leipzig, 1864.

Malade présentant depuis longtemps une hernie inguinale double droite et gauche. Un étranglement interne se produit, ventre distendu.

A gauche : petite hernie facilement réductible.

A droite : pas de tumeur. Le canal inguinal est ouvert, on ne trouve ni sac, ni intestin.

Autopsie. — A gauche : anse mobile. A droite : rien dans le canal.

Poche située en arrière du fascia transversalis en avant du péritoine mesurant 2 pouces tranversalement et 3 dans le sens antéro-postérieur contenant une anse de 4 pouces de long, noirâtre. Étranglement au niveau du bord interne de l'orifice du sac profond.

OBSERVATION X

RICHTER. — *Archives générales de médecine*, 1881.

Hernie inguinale gauche réduite et qui n'est plus ressortie. Étranglement interne. Kélotomie. Mort.

Autopsie. — Poche dirigée vers la vessie et s'ouvrant dans le péritoine par un orifice étroit situé au-dessus de l'orifice interne du canal inguinal.

OBSERVATION XI

NEUBER. — *Archives générales de médecine*, avril 1881.

Homme de vingt-six ans. Hernie inguinale scrotale depuis la plus tendre enfance.

18 juin. — Douleur dans la fosse iliaque interne. Bientôt symptômes d'étranglement.

Un médecin appelé ne constate plus de tumeur dans le trajet inguinal, mais au-dessus de l'anneau interne il perçoit une petite tumeur.

A l'hôpital, on constate au-dessus de l'arcade la présence d'une tumeur refoulant en avant la paroi abdominale et dont le plus grand diamètre se dirige en haut et au dehors jusqu'au voisinage de l'épine iliaque antéro-supérieure. Il existe à ce niveau une tension considérable des téguments avec sensibilité exagérée. A la percussion : son tympanique. On conclut à l'étranglement siégeant au-dessus et en arrière de l'orifice interne.

CHAPITRE III

Conditions nécessaires pour la réduction en masse des hernies non étranglées.

Si nous parcourons les nombreuses observations qui ont été publiées sur la réduction en masse des hernies étranglées (Perichon, thèse de Paris, 1875), nous remarquons que cet accident pour être plus fréquent chez les vieux herniaires, se présente quelquefois cependant chez des sujets dont la hernie était toute récente. Il n'en est plus de même quand il s'agit de la réduction en masse de hernies non étranglées.

C'est qu'en effet la plupart des conditions nécessaires à la production de l'un et l'autre accident ne sont pas tout à fait identiques ou tout au moins se réalisent de façon différente. Dans le premier cas un taxis forcé produit souvent en quelques minutes ce qui mettra des années à se produire dans le second.

Mais faisons abstraction de la réduction en masse des hernies étranglées (ce sujet a été traité par de nombreux auteurs) et occupons-nous seulement des hernies non étranglées.

Voyons quelles sont les conditions qui favorisent la production de cet accident. Elles peuvent être condensées dans les cinq propositions qui suivent :

C'est : 1° La dilatation de l'orifice et du trajet herniaire tenu ouvert par la réduction de tous les jours ;

2° La réduction longtemps répétée et facile amenant l'agrandissement de l'anneau et faisant disparaître le trajet qui est transformé en anneau ;

3° C'est l'emprisonnement de l'intestin par le collet du sac ;

4° Le peu de résistance des adhérences du sac et du collet avec l'ouverture herniaire ;

5° Enfin ce sont les adhérences du viscère hernié avec le sac et surtout avec le collet. Or quelles sont les hernies où l'on trouvera ce dispositif réalisé ? C'est ce que nous allons tâcher de rechercher. Pour ce faire nous étudierons successivement les hernies congénitales et les hernies acquises.

Hernies congénitales. — On appelle hernies congénitales celles qui se font dans le canal vagino-péritonéal persistant. Le sac y est donc constitué par le canal vagino-péritonéal. Or ce sac adhère d'une façon intime aux parties voisines et tout spécialement à la tunique fibreuse dont il est enveloppé. Cette tunique qui est la suite du fascia transversalis adhère intimement par sa partie inférieure au dartos et au scrotum.

Autre circonstance qui rend difficile la migration du sac : elle consiste en un cordon fibreux qui part de son fond et se jette sur la tunique vaginale avec laquelle il se continue. Ce cordon fibreux est un vestige du canal péritonéo-vaginal oblitéré seulement en un point limité au-dessus du testicule. Il y a d'autre part des connexions du sac avec le cordon, connexions telles que maintes fois en essayant de les en séparer par traction on obtient des déchirures du sac mais non le résultat que l'on cherchait. Cette adhérence peut être telle que le canal déférent paraisse enclavé dans l'épaisseur de la paroi. Du reste tous ceux qui ont eu à opérer des hernies congénitales savent quelles difficultés il y a à séparer le sac des parties voisines. Ce dispositif rend donc déjà difficile sinon impossible la migration en masse de cette variété de hernies. Mais autres dispositions : Derrière l'anneau interne existe un pli rétro-inguinal. mince, tranchant, résistant, s'opposant à la réduction de la hernie et à plus forte raison à la réduction en masse qui ne peut se produire que si l'anneau et le trajet sont dilatés et se confondent.

De plus la direction du canal au lieu d'être rectiligne offre des coudes que l'intestin ne franchit que difficilement et d'autre part la longueur du canal loin de s'atténuer paraît s'allonger à mesure que la hernie se fait plus vieille.

Toutefois il est des exceptions à ce dispositif. Le diaphragme peut disparaître à la longue. Cependant il avait persisté six ans dans un cas de Panas, onze ans dans un cas de Broca. Les deux orifices peuvent se rapprocher jusqu'à se confondre. Il n'y a plus alors qu'un seul collet dans le plan de l'anneau fibreux du grand oblique. Dans ce cas le sac n'ayant plus à franchir qu'un simple anneau peut basculer, passer dans l'abdomen et produire une réduction en masse. Mais la chose, rare déjà quand il s'agit de hernies étranglées où un taxis forcé peut réaliser quelques-unes des conditions exigées, est exceptionnelle quand il n'y a pas étranglement et que la réduction en masse se fait pour ainsi dire spontanément.

Hernies acquises. — Aussi toutes les fois que l'accident qui nous occupe se produira, serons-nous à peu près certainement en présence de hernies acquises. Dans ces sortes de hernies le sac se détache d'ordinaire aisément des parties voisines auxquelles il est uni par un tissu cellulaire lâche, condition primordiale qui favorisera son glissement à l'intérieur de l'abdomen mais qui n'est pas suffisante. Il faut pour que ce glissement se produise, que le dispositif énuméré au début de ce chapitre soit réalisé. Or si toutes les variétés de hernies acquises peuvent le réaliser, il en est qui mettront plus longtemps à le produire. Étudions donc séparément ces diverses variétés et commençons par les hernies obliques externes, groupe dans lequel nous placerons les hernies acquises congénitales qui n'en diffèrent que par la plus grande profondeur de l'infundibulum reliquat du canal vagino-péritonéal.

Ces hernies dépriment et refoulent le péritoine pariétal qui avoisine l'orifice inguinal profond et qui va constituer le sac. Ce sac et son contenu s'insinuent dans le canal inguinal, passent par divers stades intermédiaires et enfin franchissent l'orifice inguinal externe. Ces sortes de hernies, semble-t-il, ne devraient pas être favorables à la réduction en masse. Et en effet tant qu'elles sont de petites dimensions, qu'elles n'ont pas modifié par conséquent le long canal par où elles se sont créé une issue, elles ne peuvent produire cet accident. Mais elles augmentent progressivement de volume, atrophient les plans musculaires et fibreux qui les entourent, suppriment l'obliquité du canal inguinal, superposent les deux orifices qui arrivent à n'en faire qu'un seul.

Souvent le port d'un bandage mal confectionné n'est pas étranger à la transformation du trajet en anneau. Si, en plus de cela, l'orifice a été élargi par la réduction quotidienne et longtemps répétée, que le collet soit rétréci et emprisonne le viscère, tout le dispositif indiqué plus haut se trouve réalisé et cette variété de hernie que la longueur de son trajet semblait rendre impropre à la réduction en masse, sera une de celles où se réalisera le plus facilement cet accident.

La hernie inguinale directe par la brièveté de son trajet réalisera dès son apparition la plupart des conditions que l'oblique externe met un assez long temps à produire. Elle aussi pourra donc produire l'accident qui nous occupe.

Nous pourrions encore étudier les hernies obliques internes et les hernies par éraillures. Mais elles sont si rares qu'il nous paraît superflu d'envisager en ce qui les concerne la possibilité d'un accident aussi rare que la réduction en masse.

En résumé donc, nous pouvons grouper en deux classes les diverses variétés de hernies : hernies acquises favorables à la réduction en masse et hernies congénitales peu aptes à produire cet accident.

CHAPITRE IV

Conséquences de la réduction en masse.

Lorsqu'une hernie étranglée a été réduite en masse, au lieu de constater ce sentiment de soulagement et de bien-être qui accompagne habituellement la réduction vraie, on voit au contraire les principaux symptómes de l'étranglement persister, s'accroître et devenir de plus en plus menaçants. Le diagnostic dans ces cas est assez facile, grâce à cette marche régulière et progressive des accidents. Mais quand on a réduit avec son sac une hernie qui n'était pas étranglée, la marche des accidents n'est pas toujours colle que nous venons d'indiquer et l'accident peut bien passer inaperçu. Voici, en effet, les différents cas qui peuvent se présenter :

Tantôt, ainsi que l'avait déjà avancé Scarpa, on peut voir après le refoulement du sac herniaire et de son contenu derrière l'anneau, la hernie se reproduire soit immédiatement sous le plus léger effort du malade, soit au bout d'un temps plus ou moins éloigné.

Tantôt le sac abandonné après sa réduction par l'anse intestinale à laquelle il donnait asile reste réduit et passe à l'état de sac déshabité : de son côté, l'intestin peut reconquérir définitivement droit de domicile dans la cavité abdominale, grâce à l'application d'un bandage herniaire convenable ou reparaître ultérieurement au siège primitif de la hernie avec un nouveau sac formé par une portion voisine du péritoine dont il s'est coiffé. La chose ne saurait être mise en doute, et on peut expliquer par cette manière de se comporter du sac et de l'intestin vis-à-vis l'un de l'autre la présence de ces sacs intérieurs de date plus ou moins ancienne, que l'on rencontre parfois dans les autopsies, et dont l'existence ne s'était en général révélée par aucun signe particulier durant la vie.

A côté de ces faits indéniables se pose la question suivante : la réduction en masse peut-elle persister indéfiniment sans donner naissance à aucun phénomène particulier? Nous ne saurions résoudre cette question affirmativement, n'ayant trouvé nulle part de renseignements à cet égard ; mais il n'est pas douteux, ainsi que semble le prouver l'observation relatée par Arnaud, que la réduction en bloc peut persister en ne provoquant au début que des accidents passagers et fréquemment répétés, jusqu'à ce qu'un beau jour les phénomènes de l'étranglement interne se déclarent brusquement et sans que la hernie, qui ne s'est pas reproduite, paraisse jouer le rôle d'agent provocateur.

Enfin, et la plupart des observations que nous avons publiées en sont une preuve, des phénomènes d'étranglement peuvent se manifester immédiatement après la réduction.

Dans ce cas, comment faut-il expliquer le mécanisme de l'étranglement?

Ce mécanisme est identique à celui des hernies ordinaires, aussi ne nous arrêterons-nous pas à décrire les diverses théories qui tâchent d'expliquer le mode d'étranglement des hernies. Tout ce que nous dirons, c'est que la nouvelle direction donnée au sac et à son contenu par le fait de la réduction en masse a dû jouer un rôle particulier dans l'apparition des symptômes de l'étranglement en apportant au libre cours des matières intestinales une gêne plus ou moins absolue. En effet, il est incontestable que la réduction simultanée du sac et de l'intestin n'a pas dû se passer sans qu'il se produise une flexion plus ou moins prononcée du sac et de son contenu sur le collet, l'orifice du sac conservant vraisemblablement en raison de l'ancienneté de ces hernies sa direction primitive. La coudure qui en résulte peut être suffisamment prononcée pour empêcher les matières intestinales qui viennent s'y buter de la franchir.

On pourrait encore attribuer l'étranglement à la compression du bout inférieur par le bout supérieur distendu dans l'anneau ou bien, comme le veut Thiry, à une paralysie de l'anse intestinale brusquement soustraite à l'action contentive du canal.

Mais ce mécanisme importe peu car il n'a rien de spécial dans le cas qui nous occupe. Tout ce que nous en retiendrons, c'est que dans ces cas, il se fait une hernie secondairement propéritonéale, s'étranglant probablement par suite d'une position vicieuse.

CHAPITRE V

Symptômes et diagnostic.

En raison de la pathogénie commune aux deux variétés
de réduction en masse dont nous avons déjà parlé, il est
aisé de comprendre que les éléments du diagnostic et la
symptomatologie sont de même ordre et se puisent aux
mêmes sources. Or, les symptômes de la réduction en
masse des hernies étranglées se trouvent développés dans
tous les ouvrages qui s'occupent des hernies. Nous
aurions donc pu les passer sous silence et si nous ne
l'avons pas fait c'est que nous avons jugé utile avant
d'exposer un traitement qui s'applique à l'une et l'autre
variété de réduction en masse, de rappeler au lecteur les
signes qui lui permettent de faire un diagnostic lui per-
mettant d'agir sans retard.

Ainsi donc en présence d'un malade en proie à des accidents d'occlusion intestinale, alors qu'une hernie réductible dont ce dernier était porteur ne paraît plus à son
siège, on doit songer immédiatement à la possibilité
d'une réduction en masse et diriger ses investigations en

conséquence. (Nous laissons de côté les cas où la hernie se réduit en masse sans donner lieu à aucun accident.)

Voici comment on procédera pour arriver à un prompt diagnostic.

Interrogatoire. — On s'informera s'il existait une hernie, étranglée ou non étranglée, si elle était facilement réductible, ancienne et maintenue par un bandage.

Le malade indiquera s'il y avait des phénomènes d'occlusion avant la réduction ou si ces phénomènes ne se sont montrés qu'après.

La coïncidence de malaises tels que pesanteur, douleurs, vomissements, avec la rentrée de la hernie, seront des signes de présomption.

Le palper fournira des signes de certitude.

Palpation :
Recherche du sac dans le scrotum. — Si, explorant le trajet inguinal, on sent une sorte d'empâtement, on peut affirmer que le sac y est enfermé; sinon on sentira le cordon spermatique qui donne au doigt la sensation d'une corde, sensation suffisante pour affirmer que le sac a disparu.

État du trajet et de l'orifice herniaire. — L'ampleur, la dilatation de l'orifice sont des signes prouvant qu'il y avait hernie et si l'on sent les bords de l'anneau on pourra penser que le sac a été réduit avec l'anse herniée. Dans la réduction vraie, alors que le sac reste au dehors il vient s'appliquer contre l'anneau et le doigt ne sent pas aussi nettement le bord fibreux de cet orifice.

L'exploration du canal inguinal nous fournira un renseignement utile en nous démontrant l'absence de tumeur dans la longueur de ce canal, et l'exploration de l'abdomen en nous faisant percevoir une tumeur en arrière de l'orifice interne nous permettra de compléter notre diagnostic. Ceci fait, il ne nous restera plus qu'à agir et il faudra le faire le plus tôt possible, cet accident pouvant produire la mort brusquement. Quel traitement nous faudra-t-il appliquer ? C'est ce que nous allons exposer dans le dernier chapitre de ce travail.

CHAPITRE VI

Traitement.

CURE SUS-INGUINALE DES HERNIES INGUINALES RÉDUITES
EN MASSE.

Faire la description des divers traitements employés
dans le cas de réduction en masse des hernies, que ces
hernies fussent étranglées ou non avant leur rentrée dans
l'abdomen serait un travail trop long et du reste complètement inutile, d'autres auteurs avant nous (Perichon,
Daniel-Mollière, Turati), ayant traité ce sujet. Qu'il nous
suffise de dire que le traitement médical est de nos jours
complètement abandonné. ous les médicaments que l'on
administrait échouaient le plus souvent, faisaient perdre
un temps précieux, et n'étaient pas toujours sans danger.

Le plus simple était donc d'opérer et d'opérer le plus
tôt possible. C'est pour ne pas avoir été opérés, ou l'avoir
été trop tard que la plupart des malades dont nous
relatons les observations sont morts. Mais quelle intervention faudra-t-il pratiquer? Jusqu'à aujourd'hui les
chirurgiens « mettaient à jour l'orifice herniaire en faisant
le débridement. Ils tiraient ensuite le sac au dehors et

cette sorte de réduction en sens inverse étant terminée, pratiquaient la kélotomie suivant les règles ordinaires ».

Ce traitement, commode dans les cas où la hernie était réduite incomplètement en masse, présentait de nombreuses difficultés quand l'intestin et le sac étaient éloignés de l'orifice inguinal. C'est pour obvier à ces difficultés que M. le professeur Jaboulay a proposé d'inciser dans le prolongement du canal inguinal, de faire en quelque sorte une cure sus-inguinale d'une hernie inguinale réduite en masse. Il a opéré par ce procédé le malade qui fait l'objet de l'observation I. Les suites opératoires en ont été si simples (le malade a été complètement gueri au bout de quelques semaines), les divers temps en paraissent si faciles, qu'il nous semble devoir être préféré au précédent.

En voici la description :

1° *Incision de la peau et du tissu cellulaire sous-cutané.* — Incision abdominale continuant en haut le trajet du canal inguinal. Elle sera longue afin qu'on ait du jour dans les manœuvres ultérieures. La peau divisée, on sectionne le tissu cellulaire sous-cutané. L'aponévrose du grand oblique se présente à la vue.

2° *Incision de l'aponévrose du grand oblique.* — On relève le petit oblique et le transverse et on arrive ainsi jusqu'au péritoine que l'on respecte. A ce moment du reste le sac herniaire apparaît. La plupart du temps il fait issue spontanément sous les efforts respiratoires du sujet.

3° *Incision du sac.* — On l'incise comme dans le[s]

hernies ordinaires et on laisse écouler le liquide qui y est contenu.

4° *Débridement et réduction de la hernie.* — L'étranglement est constitué dans presque tous les cas par le collet du sac qui est fibreux ; ce temps se fait comme à l'ordinaire ; il est ensuite facile de réduire le viscère hernié qui étant peu serré d'ordinaire ne se sphacélera pas, surtout lorsque l'opération a été précoce.

5° *Oblitération du sac.* — Placer une ligature au niveau du pédoncule de la hernie et réséquer le sac comme dans une cure radicale.

Nous ne décrirons pas les derniers temps de l'intervention. Ils consistent dans la réfection de la paroi abdominale.

Ce traitement, on le voit, n'est pas compliqué. On atteint directement la hernie réduite en masse, le péritoine est respecté, puisqu'on n'incise que le sac. En somme opération qui paraît être bénigne et simple et qu'à notre avis on peut pratiquer toutes les fois qu'on se trouve en présence d'une hernie qui s'est réduite en masse.

CONCLUSIONS

1° La réduction en masse d'une hernie inguinale non étranglée est un fait rare sans doute, moins rare cependant qu'on ne le pense d'ordinaire.

2° La réduction en masse consiste dans le glissement du sac herniaire sur les tissus avoisinants et le refoulement dans le tissu sous-péritonéal.

3° Cette réduction en masse ne se produit pas dans les hernies congénitales en raison des adhérences du sac avec les parties avoisinantes, en raison de la direction du canal, de sa longueur, longueur qui peut persister indéfiniment.

Les hernies acquises, et nous faisons rentrer dans ce groupe les hernies acquises congénitales produisent d'autant plus facilement cet accident qu'elles sont plus anciennes et qu'elles ont été réduites plus souvent. Grâce à ces deux conditions, le trajet est réduit à son minimum, l'orifice est dilaté. D'autre part les adhérences pouvant

exister entre le sac et les parties voisines sont peu résis-
tantes.

4° Le traitement de cet accident consiste à aller dans
le tissu sous-péritonéal à travers le canal inguinal ou en
faisant porter l'incision au-dessus de lui. On se compor-
tera ensuite comme pour la cure d'un cas ordinaire.

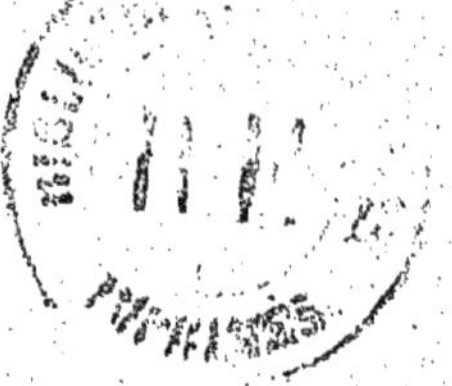

BIBLIOGRAPHIE

ARNAUD (GEORGES). — Traité des hernies, Paris, 1749.

BOURGUET. — Études cliniques sur la réduction en masse et les hernies
à sacs intérieurs (*Archives générales de Médecine*, 1876, t. II).

DUPLAY. — *Revue de clinique chirurgicale*, 1881, t. II.

DUPUYTREN. — Leçons orales de clinique chirurgicale.

FAUCON. — Réduction en masse dans la hernie oblique externe (*Bull.
Acad. de méd. de Belgique*, avril 1887).

FÉLIZET. — *Archives générales de Médecine*, 1881.

GOSSELIN. — Leçons sur les hernies intra-abdominales recueillies par
Léon Labbé, Paris, 1865.

GOYRAND D'AIX. — De la hernie inguino-interstitielle (*Clinique chirurgicale*, 1870).

JABOULAY. — Hernies acquises congénitales (article Hernies, du Traité
de Médecine).

LARQUET DE WASIGNY. — *Gazette des Hôpitaux*, 1864.

DANIEL MOLLIÈRE. — Réduction en masse (*Clinique chirurgicale*, 1888).

NEUBER. — *Archives générales de Médecine*, 1881.

PÉRICHON. — Réduction en masse des hernies (Thèse de Paris, 1883).

RAMONÈDE. — Canal vagino-péritonéal (Thèse de Paris, 1883).

REVERDIN. — *Bulletin de la Société d'Anat.*, 1869.

RICHET. — Un cas de hernie réduite en masse (*Gazette des Hôpitaux*).

RICHTER. — *Archives générales de Médecine*, 1881.

SCARPA. — Traité des hernies, Paris, 1812.

STREUBEL. — Ueber die Scheim Reductionem bei Herniem, Leipzig, 1864.

THIRY. — Réduction en masse (*Bull. de l'Académie royale de Belgique*,
1882).

TURATI. — Fausses réductions (*Annali Universali di Omodei*, 1872).

VERNEUIL. — Plusieurs cas nouveaux d'étranglement herniaire (*Gaz.
des Hôpitaux*, 11 octobre 1863).

ZUKE. — Mém. sur les hernies réduites en masse (*Journal de Chirurgie
de Malgaigne*, 1844, t. II).

J. ROQUE.

4

LYON

IMPRIMERIE A. STORCK ET Cie

Rue de la Méditerranée, 8

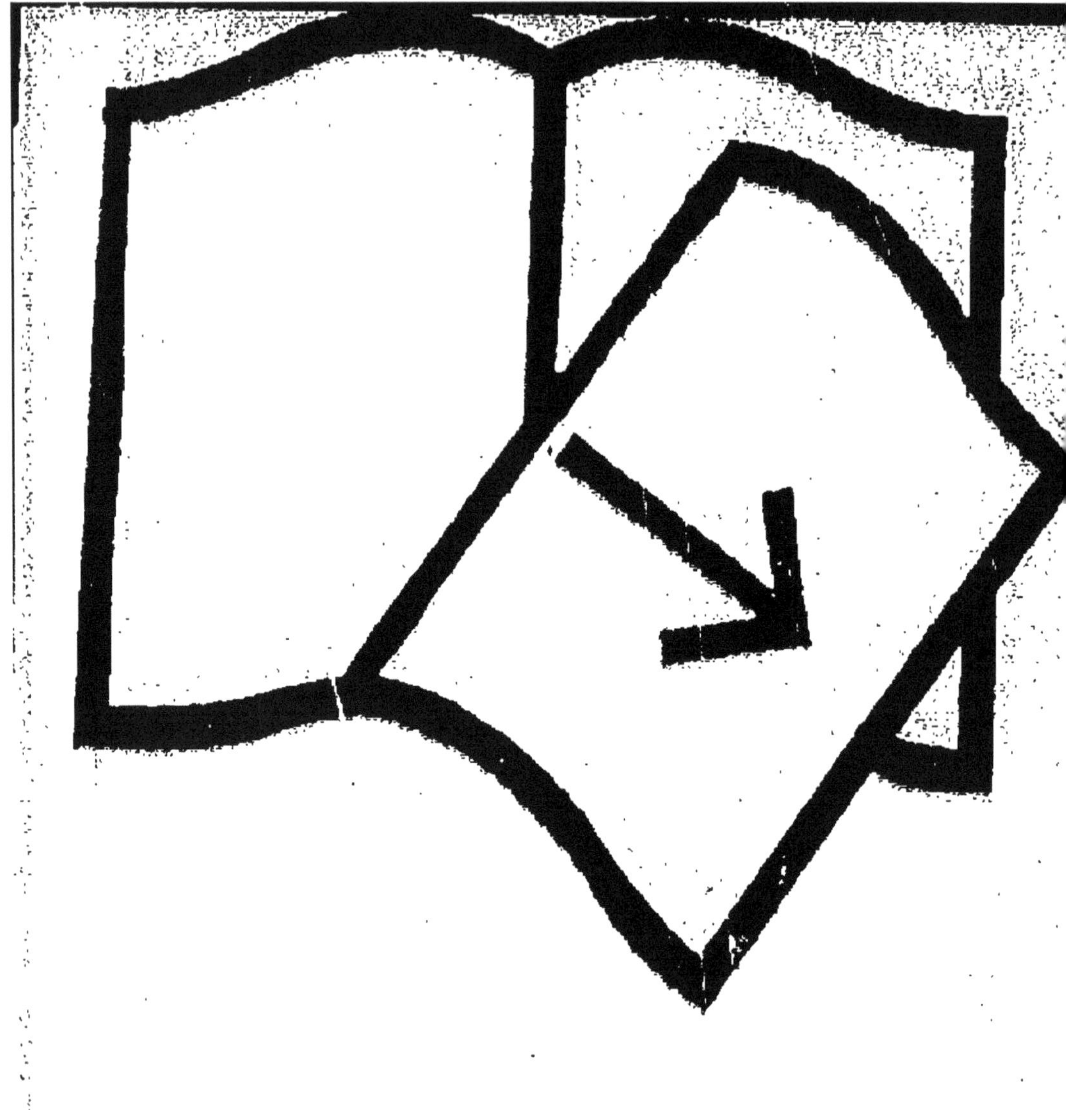